AF611024

RECHERCHES

SUR LA STRUCTURE NORMALE

DU

CORPS THYROÏDE

RECHERCHES

SUR LA STRUCTURE NORMALE

DU

CORPS THYROÏDE

PAR

Pierre-A. BOÉCHAT,

Docteur en médecine de la Faculté de Paris,
Interne des hôpitaux de Paris,
Médaille de bronze de l'Assistance publique,
Membre correspondant de la Société anatomique.

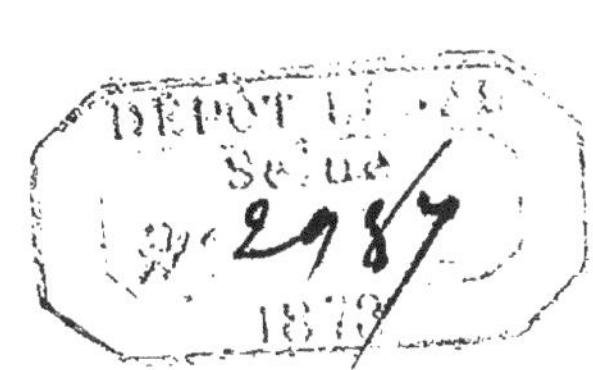

AVEC UNE PLANCHE.

PARIS
ADRIEN DELAHAYE, LIBRAIRE-ÉDITEUR
PLACE DE L'ÉCOLE-DE-MÉDECINE

1873

RECHERCHES

SUR LA STRUCTURE NORMALE

DU

CORPS THYROÏDE

CONSIDÉRATIONS GÉNÉRALES.

Malgré les progrès accomplis par l'histologie, il existe encore quelques organes dont les fonctions sont restées problématiques et dont la structure n'est que très-imparfaitement connue. Ce sont la rate, les capsules surrénales, le thymus et le corps thyroïde : on les désigne habituellement sous le nom de glandes vasculaires sanguines. Entre ces divers organes, on trouve cependant des différences de structure telles, que l'on s'explique difficilement la raison pour laquelle ils ontété réunis dans un même groupe, à moins qu'on n'ait voulu exprimer ainsi l'insuffisance de nos connaissances à leur égard.

Depuis quelques années seulement, la structure de la rate a été bien étudiée et l'on est arrivé à des notions beaucoup plus complètes que celles que l'on possédait jusqu'alors sur cet organe. Il a été possible ainsi de la rattacher au groupe des organes lymphoïdes, auquel elle semble appartenir par ce qu'on connaît de sa structure et de ses fonctions.

Les autres organes du groupe dont on a détaché la rate ont été pour la plupart laissés de côté. Cependant parmi eux, il en est un qui présente une certaine importance par les altérations dont il est le siége, bien que ses fonctions nous soient encore totalement inconnues : je veux parler du corps thyroïde.

En effet, parmi les maladies fréquentes, il n'en est pas qui le soient plus, dans certaines contrées, que les tumeurs du corps thyroïde, comprises généralement sous le nom de *goître* A ce seul point de vue, l'étude de la structure du corps thyroïde offre un grand intérêt, car peut-être pourra-t-elle jeter quelque lumière sur l'anatomie pathologique et la pathogénie du goître.

La première description du corps thyroïde remonte à l'époque de la renaissance de l'anatomie. Les maîtres de cette période, Wharton, Bartholin, Verheyen, Winslow, Morgagni, lui consacrèrent quelques lignes dans leurs écrits.

Ce fut Wharton (1) qui le premier donna le

(1) Wharton. Adenographia. Londres, 1664.

nom de *thyroïdes* aux masses glanduleuse qui occupent la partie supérieure de la trachée-artère. Thomas Bartholin qui décrivit plus tard ces mêmes masses d'aspect glanduleux, les appela *glandes thyroïdes de Wharton*. Ces anatomistes admettaient qu'il existe chez l'homme deux glandes thyroïdes placées sur les côtés du cartilage cricoïde. Morgagni (1) qui avait déjà étudié le corps thyroïde chez l'homme et chez les animaux, avait remarqué qu'il était formé par de petits grains que cet auteur désigna sous le nom de *frustula rotunda*. Il avait aussi, en même temps que Winslow, indiqué l'existence du prolongement auquel on a donné le nom de pyramide de Lalouette.

Lalouette (2) donna la première description détaillée du corps thyroïde : cet anatomiste émit en outre des idées remarquables sur sa composition. En effet, il observa dans cet organe « des vésicules distinguées par une membrane fine et qui paraissaient avoir entre elles des communications. » Lalouette vit aussi qu'en injectant de l'air dans une « petite vessie » située dans la pyramide qui porte son nom, toutes les autres vésicules se gonflaient.

(1) Morgagni. Adversaria anatomica omnia, 1719. I, p. 33 et 35.

(2) Lalouette. Recherches anatomiques sur la glande thyroïde. Mémoires de mathématiques et de physique présentés à l'Académie royale des sciences (savants étrangers). 1750, t. 1. p. 159.

L'isthme qui réunit les deux lobes du corps thyroïde fut décrit pour la première fois par Eustachi qui en donna de bonnes figures dans ses planches anatomiques.

Pendant longtemps, on crut que le corps thyroïde était une glande dont on décrivit même les conduits excréteurs. C'est ainsi que Desnouettes, Bordeu, Santorini, Vater, Coschwitz, Schmidtmüller et d'autres (1), admettaient des tubes de communication avec la trachée, le larynx et le foramen cæcum de la langue; Vercelloni les faisait aboutir à l'œsophage. Morgagni, Haller, Ruysch (2) et Lalouette combattirent l'existence de ces conduits qu'ils n'avaient pu voir.

Tous les anatomistes qui vinrent ensuite admirent l'existence des vésicules glandulaires dont Lalouette avait déjà fait mention. On les retrouve décrites dans tous les travaux des histologistes qui ont traité ce sujet, Berres, Simon, Huschke, Hanfield Jones, Ecker, Kœlliker (3), Legendre, Kohlrausch : seulement, ces auteurs leur donnent des dénominations différentes.

Dans sa thèse, Legendre a résumé, en 1852, toutes les connaissances que l'on possédait alors sur le corps thyroïde; je ferai plusieurs emprunts à cet excellent travail.

(1) In Legendre. De la thyroïde. Thèse de Paris, 1852, p. 36.

(2) Ibid.

(3) Ibid. Legendre a annexé à sa thèse un trableau bibliographique complet de la question que je n'ai pas cru devoir reproduire et auquel je renvoie.

En 1853, Kohlrausch (1) appela l'attention sur des corps globuleux contenus dans le liquide des vésicules et qu'il désigna sous le nom de *protéides*.

La disposition des vaisseaux sanguins dans le corps thyroïde est bien connue depuis un grand nombre d'années et a été signalée par tous les auteurs. Pendant longtemps, on s'est peu occupé des lymphatiques. M. Sappey (2) avait seulement émis l'opinion que ces vaisseaux devaient avoir pour origine les parois des vésicules, mais il les croyait difficiles à injecter. Dans un mémoire publié en 1863, Frey (2) a montré, par des injections, qu'ils commençaient autour des vésicules avec des extrémités grêles et peu nombreuses, terminées en cul-de-sac, pour aboutir à des réseaux situés vers la périphérie de l'organe. Le travail de Frey est le dernier mémoire spécial qui ait été fait sur le corps thyroïde. Après lui, nous ne trouvons plus qu'une courte description de cet organe dans les traités d'histologie, tels que ceux de Kœlliker, de Leydig, de Frey et de Stricker. Dans le

(1) O. Kohlrausch. Beitræge zur Kenntniss der Schilddrüse, in Müller's Archiv. 1853, s. 142.

(2) Ph. Sappey. Traité d'Anatomie descriptive, 1857, t. III, p. 453.

(3) Frey. Die Lymphbahnen der Schilddrüse. Vierteljahrsch. der naturforsch. Gesellsch. in Zürich, 1863, Bd. VIII, s. 320. — Je prie M. le professeur Frey d'agréer l'expression de mes vifs remercîments pour la bienveillance avec laquelle il a mis à ma disposition une copie de ce mémoire.

livre publié sous le nom de ce dernier, l'article sur le corps thyroïde est dû à E. Verson (1).

Dans sa pathologie des tumeurs, Virchow a consacré quelques pages au corps thyroïde, en faisant l'étude des lésions pathologiques de cet organe (2).

Dans les travaux des auteurs que je viens de passer en revue, on trouve sur la structure du corps thyroïde des documents importants dont je me servirai souvent dans le cours de ce travail.

Mes recherches personnelles ont porté principalement sur certains points que je vais résumer brièvement.

Tout d'abord, j'ai tout lieu de croire que les cavités du corps thyroïde, considérées habituellement comme des vésicules closes, communiquent largement les unes avec les autres : elles forment ainsi un système de canaux dans toute l'étendue de l'organe. Cependant la démonstration complète de ce fait me manque encore.

En second lieu, je crois avoir montré que l'épithélium de revêtement, mis en doute par Kohlrausch et par Virchow, existe réellement : il forme à lui seul la paroi de ces cavités, et il

(1) E. Verson. In Stricker's Handbuch der Lehre von den Geweben, art. Schilddrüse, 1871, s. 267.

est adossé en un grand nombre de points à la membrane endothéliale des lymphatiques.

De plus, j'ai observé que les vaisseaux lymphatiques ne se terminent pas en cul-de-sac, au niveau des vésicules : ils ne sont pas non plus formés simplement par des cavités creusées dans la charpente conjonctive, comme le veut Frey. Ils sont beaucoup plus développés que ne l'a dit cet histologiste, et ils présentent une paroi constituée par un endothélium continu ; ils forment un vaste réseau caverneux étendu à tout l'organe. Les alvéoles, ainsi que les vaisseaux se creusent une voie dans les travées de tissu conjonctif qui soutiennent ces larges sinus lymphatiques.

Ce travail a été fait dans le laboratoire de médecine et d'histologie du Collége de France, sous la direction de M. Ranvier. Puissent les efforts de l'élève ne pas être trop indignes des leçons du maître !

Structure du corps thyroïde.

Chez l'homme, le corps thyroïde est constitué par deux lobes réunis par un isthme. Il existe en outre, presque constamment, un prolongement désigné sous le nom de pyramide de Lalouette, qui remonte plus ou moins haut au devant du larynx.

Chez les animaux, quoiqu'on le rencontre encore fréquemment, l'existence de l'isthme n'est pas constante; tandis que, chez le lapin, il y a encore un petit pont mince qui réunit les deux lobes, on ne trouve plus rien de semblable chez le chien. Il existe, chez ce dernier, deux corps thyroïdes complétement indépendants, situés de chaque côté de la trachée.

Ces variétés de disposition du corps thyroïde sont connues depuis fort longtemps : elles avaient déjà été signalées par Lalouette pour plusieurs animaux. Pour en étudier la structure, il ne faut pas se servir du corps thyroïde de l'adulte, car il a déjà subi des modifications trop considérables pour qu'il puisse donner une idée exacte de l'état normal de l'organe. Il est préférable d'employer le corps thyroïde de l'enfant, à un âge très-rapproché de la naissance. Sur l'homme, on ne peut étudier que les parties qui se conservent longtemps après la mort, mais pour les éléments délicats, comme les épithéliums, qui s'altèrent rapidement et se détruisent en quelques heures, il faut avoir recours aux animaux. Mes recherches ont porté principalement sur le corps thyroïde du chien et du lapin, pour l'étude de ces éléments. L'organe était enlevé immédiatement après la mort.

Pour conserver les pièces, plusieurs liquides peuvent convenir. L'alcool est de tous celui qui durcit le mieux le corps thyroïde : car, en même temps qu'il augmente la consistance du tissu, ce liquide coagule la matière colloïde, de sorte que tout l'organe se prend en une masse compacte, au bout de peu de temps. L'acide picrique saturé, l'acide chromique à 3/1000 donnent aussi de bons résultats. On peut également se servir de la méthode suivante qui est journellement employée dans le laboratoire d'histologie du Collége de France : on fait durcir les pièces dans l'acide picrique, puis après les avoir laissées séjourner pendant quelque temps dans une solution de gomme, on les met dans l'alcool qui précipite la gomme et achève le durcissement. Les coupes minces doivent être placées dans de l'eau distillée qui dissout la gomme.

De toutes les méthodes, ce sont les injections qui donnent les résultats les plus instructifs et qui permettent d'étudier le plus grand nombre de particularités de structure. Je décrirai les méthodes que j'ai employées pour mes injections, à propos du système lymphatique.

Le corps thyroïde est constitué par une charpente conjonctive de soutien, par des éléments particuliers, considérés par la plupart des auteurs comme des vésicules closes, par un réseau très-développé de vaisseaux lymphatiques et sanguins et enfin par des nerfs. J'étudierai successivement chacune de ces parties.

§ 1. — *Charpente de tissu conjonctif.*

Le réseau de tissu conjonctif qui constitue la charpente fondamentale du corps thyroïde offre une disposition semblable à celle de la capsule de Glisson. Seulement il est beaucoup plus développé que cette dernière.

A la périphérie, il forme à l'organe tout entier une enveloppe continue, mince, mais très-résistante : celle-ci n'est traversée que par les vaisseaux et par les nerfs. De cette enveloppe partent des travées épaisses, de même formation, qui parcourent le corps thyroïde en différents sens. Ces larges travées se reconnaissent parfois, à l'œil nu, à la surface où elles forment des traînées blanchâtres qui circonscrivent des portions plus ou moins volumineuses de l'organe. De ces travées partent, dans toutes les directions, des prolongements plus minces qui forment un réseau, dans les mailles duquel existent des groupes d'éléments, d'aspect vésiculeux, que les auteurs ont désignés sous le nom de *granulations glandulaires*. Le tissu conjonctif va plus loin s'insinuer entre les cavités elles-mêmes et leur constitue une charpente de soutien.

Cependant, cette charpente conjonctive est moins développée que ne l'ont dit la plupart des auteurs, se fondant sur des préparations dues à l'action de la potasse.

J'ai pu, en effet, arriver à me convaincre que le tissu conjonctif ne remplit pas complètement les interstices que laissent entre elles les cavités thyroïdiennes. Loin de là, je crois qu'il ne forme que des trabécules plus ou moins épaisses : les mailles de ce tissu aréolaire sont occupées par des cavités qui communiquent largement les unes avec les autres. En outre, les interstices de la charpente de soutien renferment des sinus lymphatiques qui acquièrent un très-grand développement. Je reviendrai plus loin sur ces deux points.

Tous les auteurs admettent, et c'est un fait facile à constater, que le réseau qui forme la charpente du corps thyroïde est constitué par des faisceaux de tissu conjonctif, mélangés de fibres élastiques en assez grande abondance : enfin, on y trouve des cellules plates qui donnent avec le carmin une belle coloration rouge, sur des préparations légèrement dissociées.

On y rencontre aussi des amas de tissu adipeux. Ces amas peuvent se former dans l'intérieur de la capsule, mais le plus souvent ils existent dans ses couches superficielles, ou à sa surface. Jamais je n'ai observé de tissu adipeux en dedans de la capsule, dans l'intérieur du corps thyroïde.

§ 2. — *Des cavités* (vésicules) *thyroïdiennes.*

Les éléments, désignés habituellement sous le

nom de vésicules du corps thyroïde (Kœlliker), ont été l'objet de nombreux travaux : leur structure et leur mode d'agencement ont donné lieu à plusieurs hypothèses. Leur nom même a varié avec les histologistes qui les ont étudiés : Huschke les désigne sous le nom de *cellules*, Berres sous celui de *follicules* et enfin Kohlrausch sous celui d'*acini*.

Pendant longtemps, tous les auteurs ont considéré ces éléments comme des vésicules complètement closes, tapissées à leur surface interne par un revêtement épithélial continu. En étudiant des coupes du corps thyroïde traitées par la potasse, un grand nombre d'histologistes ont cru reconnaître que ces cavités étaient entourées par une membrane transparente à double contour.

En 1863, Frey, dans son mémoire, prétendit n'avoir jamais pu apercevoir cette membrane et en nia l'existence. Cependant, depuis cette époque, Koelliker et E. Verson l'ont décrite, sans émettre de doute sur son existence : ils la considèrent, avec la plupart des auteurs, comme circonscrivant les vésicules closes.

Dans sa pathologie des tumeurs, Virchow (1) a émis, sur ce sujet, une opinion bien différente de celle qui était admise jusqu'alors. Il s'exprime de la manière suivante : « Les follicules qui « constituent les dernières divisions de la glande « sont ordinairement décrits et représentés « comme des vésicules rondes. Cependant je

(1) R. Virchow. Pathologie des tumeurs. Traduction de M. Aronssohn, 1871, t. III, p. 201.

« trouve que ces corps d'apparence vésiculaire « sont en connexion multiple les uns avec les « autres ; qu'ils ont des prolongements ramifiés, « vésiculaires, qui cependant se trouvent rare- « ment sur le même plan, et qui, par suite, pa- « raissent, suivant la direction de la coupe, tan- « tôt isolés, tantôt réunis, ronds, ovales ou « allongés et de grandeur différente. Les gra- « nulations isolées ou les lobules doivent être « regardés plutôt comme un système de folli- « cules ramifiés et terminés en vésicules, et non « comme une simple réunion de vésicules dis- « tinctes. » Pour Virchow, il n'existerait donc pas de vésicules closes, mais bien des cavités communiquant entre elles, semblables à celles de certaines glandes.

La plupart des histologistes admettent aujourd'hui que les cavités du corps thyroïde sont tapissées à leur face interne d'un épithélium polygonal à une seule couche. Cependant, dans son travail publié en 1853, Kohlrausch ne reconnaissait pas l'existence de cet épithélium : d'après lui, les acini seraient des cavités circonscrites par une membrane propre, entourée elle-même d'un riche réseau vasculaire. Cette cavité renfermerait un liquide transparent, dans lequel nagent des cellules sphériques, pourvues d'un noyau, que Kohlrausch considère comme des globules rouges du sang à l'état embryonnaire. Virchow a nié aussi l'existence du revêtement épithélial ; d'après cet auteur, quand on étudie un follicule normal, on le trouve tout entier ou presque tout entier rempli de cellules. Pour Virchow, il n'y a pas de membrane épithéliale, mais un amas de cellules qui remplit le follicule et rappelle tout à fait, par la grandeur et la forme de ces éléments, la conformation des ganglions lymphatiques.

Pour étudier les éléments qui constituent les cavités du corps thyroïde, on peut se servir de pièces durcies dans l'acide picrique, l'acide osmique ou l'acide chromique. Les coupes sont colorées avec le picro-carminate d'ammoniaque et conservées dans la glycérine.

En examinant à un faible grossissement une coupe mince faite de la manière que je viens d'indiquer, on distingue dans toute la préparation des cavités arrondies ou irrégulières, séparées les unes des autres par des travées de tissu conjonctif.

L'épaisseur de ces travées est variable; tandis que, vers le centre du corps thyroïde, elle est en moyenne de 24 μ (1), à la périphérie, elle n'a guère que de 8 à 12 μ de diamètre. Si, avant de colorer une semblable préparation, on la lave délicatement au pinceau, de manière à enlever les cellules et la matière colloïde qui remplit les cavités, on remarque que ces travées forment un réseau aréolaire, à mailles irrégulières. Dans cette préparation, rien ne rappelle l'aspect de

(1) Comme plusieurs auteurs, j'emploie le signe conventionnel μ pour désigner un millième de millimètre.

cavités creusées dans le tissu conjonctif, comme paraît le montrer l'action de la potasse. La forme et les dimensions des cavités circonscrites par les travées sont assez variables : la forme arrondie domine, mais on trouve de ces cavités qui sont allongées, ovales ou irrégulières. Vers la périphérie, les cavités paraissent comme tassées les unes contre les autres, ce qui, au premier abord, les fait paraître plus petites. Dans un corps thyroïde d'apparence normale, elles présentent, dans leur plus grande dimension, un diamètre qui varie de $0^{mm},22$ à 0,12 et à 0,08 : mais ces limites peuvent être dépassées.

Pour bien voir l'épithélium de revêtement, il faut placer dans l'acide picrique ou l'acide osmique le corps thyroïde enlevé à un jeune animal immédiatement après la mort. On colore les coupes avec le picro-carminate d'ammoniaque et on les conserve dans la glycérine. Sur des préparations faites ainsi, on voit parfaitement la forme des cellules et la continuité de la membrane qu'elles constituent. Les noyaux se colorent facilement, ils sont volumineux et se distinguent très-nettement du reste de la cellule dont la coloration est moins intense.

D'après E. Verson, ces cellules épithéliales seraient plus hautes que larges : ainsi, chez l'embryon humain, elles auraient 6 à 9 μ de hauteur, tandis qu'elles ne possèdent que 4 à 5 μ de largeur. Mais si on les étudie sur des préparations faites après durcissement de petits fragments de l'organe dans l'acide osmique à 1/100, les cellules qui tapissent les cavités du corps thyroïde paraissent former un revêtement continu, pavimenteux, dont les éléments cellulaires ont peu de hauteur et sont, contrairement aux observations de Verson, plus larges que hautes. L'acide osmique doit donner un résultat certain, parce qu'il jouit de la propriété de fixer rapidement les éléments délicats dans leur forme. Il est probable que Verson a observé des corps thyroïdes dont les éléments étaient modifiés par l'action des réactifs qu'il a employés.

Je me suis servi d'une autre méthode qui m'a permis de montrer non-seulement la continuité de la membrane épithéliale, mais aussi la communication des cavités thyroïdiennes entre elles. J'ai injecté, dans le corps thyroïde du chien, de la gélatine au nitrate d'argent, par la méthode que j'indique à propos des vaisseaux lymphatiques. Les coupes étant faites et conservées dans la glycérine, je les laisse pendant un temps suffisant exposées à la lumière diffuse. Peu à peu, la substance intercellulaire noircit par le dépôt d'argent et il y a alors une très-belle imprégnation des bords des cellules épithéliales des cavités. En même temps, les cellules prennent elles-mêmes une coloration jaunâtre, violacée ou brune, plus ou moins foncée. On obtient ainsi une élégante mosaïque très-régulière. La figure 1 de la planche, dessinée d'après une préparation semblable, montre bien la manière dont l'épithélium forme une membrane continue. Cette membrane, plissée par place, passe d'une cavité dans l'autre, en contournant les travées de tissu conjonctif qui forment la charpente. On retrouve le même aspect sur un grand nombre de points.

En examinant ces mêmes préparations, on peut étudier les rapports de la membrane épithéliale des cavités thyroïdiennes avec les vaisseaux lymphatiques. En effet, après avoir *mis au point* l'épithélium, si l'on vient à abaisser l'objectif au moyen de la vis micrométrique, on aperçoit, immédiatement au-dessous de lui, un endothélium, appartenant aux lymphatiques, et dont je parlerai plus loin. Entre ces deux membranes qui paraissent adossées l'une à l'autre, on ne voit rien qui puisse se comparer à une membrane spéciale des cavités du corps thyroïde.

Des faits qui précèdent, je crois pouvoir tirer les conclusions suivantes :

1° Les cavités du corps thyroïde ne sont pas remplies par un amas de cellules, mais elles possèdent une membrane épithéliale à une seule couche qui leur forme une enveloppe continue.

2° Ces cavités ne constituent pas des vésicules closes, comme l'admettent la plupart des histologistes : ce sont des cavités qui communiquent largement les unes avec les autres.

3° La membrane épithéliale me paraît former, à elle seule, la paroi de ce ces cavités, conenues dans les aréoles de la charpente. Elle est directement adossée, sur un grand nombre de points, à la paroi endothéliale des vaisseaux lymphatiques.

Cependant, pour démontrer complètement la communication des cavités du corps thyroïde, les unes avec les autres, il faudrait les remplir d'une masse à injection. Ce résultat est très-difficile à obtenir et je n'ai pu y arriver malgré de nombreuses tentatives. Cela s'explique facilement, les lymphatiques étant très-abondants dans le corps thyroïde : lorsqu'on introduit dans cet organe la canule de la seringue, la masse à injection, trouvant de larges voies ouvertes devant elle, remplit les vaisseaux lymphatiques et ne fait que comprimer les cavités thyroïdiennes.

A l'état normal, les cavités que je viens de décrire sont remplies en partie par un liquide d'apparence visqueuse, au milieu duquel nagent des granulations plus ou moins abondantes. On le rencontre surtout dens les premiers âges de la vie. Plus tard, le contenu des cavités est formé par ce que l'on a désigné sous le nom de matière colloïde. Le liquide normal qui est légèrement filant présente des reflets jaunâtres. Il est mélangé de débris de cellules, de granulations qui se dissolvent par l'action de la potasse et de quelques rares granulations graisseuses. Par la chaleur, l'action de l'acide azotique et de l'alcool, on reconnaît qu'il est albumineux (Kœlliker).

Virchow admet que les cellules qui, pour lui, remplissent les cavités thyroïdiennes, sont refoulées peu à peu vers la périphérie par l'accumulation de gouttes d'albumine hyaline au centre. Par contre, Kühne (1) croit que ce liquide renferme de la mucine. Pour M. J. Béclard (2), le liquide des cavités du corps thyroïde est analogue au sérum du sang. Kohlrausch a observé, nageant dans ce liquide, des corps sphériques, très-réfringents, qu'il a désignés sous le nom de *protéides*. Pour cet auteur, les protéides ne seraient pas autre chose que ce même liquide à un plus grand degré de concentration : ces corps sont diffluents, car, lorsqu'on les comprime, ils changent de place ou modifient leur forme. Ils peuvent aussi, d'après Kohlrausch, se segmenter, puis se réunir en une seule masse. L'eau et l'acide acétique finissent par les faire disparaître, tandis que l'éther ne les modifie pas. On les rencontre constamment chez l'adulte, mais Kohlrausch ne les a pas observés dans les premières années de la vie. Pour ma part, j'ai eu plusieurs fois l'occasion d'en voir chez des enfants et chez des chiens à différents âges.

Kohlrausch croit que la matière colloïde qui remplit les alvéoles a pour point de départ les

(1) Kühne. Lehrbuch der physiol. Chemie, 1868, s. 415.

(2) J. Béclard, in P. A. Béclard. Eléments d'anatomie gén., 1852, p. 319.

protéides qui augmenteraient constamment de volume.

E. Verson, qui ne parle pas des protéides de Kohlrausch, dit qu'il a vu sortir des cellules épithéliales des gouttelettes arrondies, hyalines, venant s'accumuler au centre des cavités thyroïdiennes. Souvent les différentes gouttelettes qui forment la masse centrale sont encore unies, par un filament délié, au point d'où elles sont parties. Je crois que ces corps ne sont pas autre chose que les protéides de Kohlrausch, observés au moment de leur formation.

§ 3. *De la matière colloïde.*

La matière colloïde se rencontre dans le corps thyroïde à tous les âges de la vie. Elle s'y montre de bonne heure : on la voit déjà apparaître chez l'embryon. En étudiant le corps thyroïde chez le nouveau-né, Frey a pu l'observer sur plusieurs points. Chez les petits de quelques mammifères, chez le chien et le lapin, je l'ai trouvée peu de jours après la naissance. Plus le nombre des années augmente, plus la matière colloïde se développe dans le corps thyroïde : il arrive ainsi une époque, où elle remplit toutes les cavités de cet organe, sans qu'il ait cependant dépassé les limites de son volume physiologique. Cette substance est liquide et visqueuse dans le corps thyroïde à l'état frais. Elle a un aspect sirupeux et sa couleur est parfois légèrement jaunâtre : mais souvent elle est incolore. Lorsqu'elle a été coagulée par l'action des réactifs, elle forme dans les cavités du corps thyroïde des masses dures, arrondies, dont les bords sont réguliers ou paraissent comme déchiquetés. Dans l'intérieur de ces masses, on remarque parfois des lacunes ; enfin, à leur surface, on reconnaît quelquefois l'empreinte des cellules épithéliales qui forme une série d'excavations arrondies et peu profondes, placées les unes à côté des autres.

La matière colloïde se colore facilement par le carmin et par le rouge d'aniline. Sa coloration par le carmin est moins intense que celle des noyaux, mais plus marquée que celle du corps des cellules et de la substance inter-cellulaire (Cornil et Ranvier) (1). Le picro-carminate d'ammoniaque la colore en jaune, tandis que les cellules, leur noyau et le reste du tissu du corps thyroïde prennent une coloration rouge plus ou moins intense.

Si le contact de la préparation avec le picro-carminate d'ammoniaque a été assez long, la matière colloïde finit par prendre une teinte rouge, mais moins intense que celle des parties voisines. Dans les injections interstitielles de gélatine dans le corps thyroïde, le meilleur moyen de distinguer cette substance de la ma-

(1) V. Cornil et L. Ranvier. Manuel d'histologie pathologique, 1869, première partie, p. 46.

tière colloïde est de colorer la préparation avec du picro-carminate d'ammoniaque. La gélatine prend alors une coloration d'un rouge vif : la matière colloïde, au contraire, se colore en jaune foncé et ne prend de coloration rouge un peu marquée que quand le contact avec le liquide colorant a été suffisamment prolongé.

Le bleu de quinoléine (1) en dissolution dans l'alcool, donne à la matière colloïde une coloration bleue très-intense, tandis que le tissu conjonctif des travées se colore en gris foncé.

Les auteurs sont loin d'être d'accord sur la composition chimique de la matière colloïde. D'après des analyses faites en commun avec Greve, Tourtual (2) la regardait comme de la matière cornée.

Eichwald (3) a trouvé dans le corps thyroïde, dans certaines tumeurs colloïdes, etc., un corps qu'il considère comme de la mucine.

D'après Gorup-Besanez (4), la matière colloïde est ordinairement insoluble dans l'eau froide, ainsi que dans l'eau chaude : lorsqu'on la fait bouillir avec de l'eau, elle ne donne pas de mucus, de plus elle ne se dissout ni dans l'alcool

(1) L'emploi du bleu de quinoléine, comme moyen de coloration histologique, a été indiqué, pour la première fois, par M. Ranvier.

(2) Tourtual. Hornstoff in Krœpfen. Müller's Archiv. 1840, s. 240.

(3) Eichwald. Annalen d. Chemie und Pharm., Bd. LXXXIV, s. 177.

(4) Gorup-Besanez. Lehrbuch der phys. Chemie, 1867, s. 429.

ni dans l'éther. Quand les masses colloïdes se ramollissent ou se liquéfient, elles se dissolvent parfois dans l'eau : elles ne se coagulent pas à chaud et par conséquent, pour cet auteur, elles ne renferment pas d'albumine. Gorup-Besanez croit que la matière colloïde est une substance voisine de la mucine, mais qu'elle s'en distingue, à certaines périodes de son développement, par sa solubilité dans l'acide acétique.

Kühne (1) cite l'opinion d'Eichwald qui regarde la matière colloïde comme de la mucine, mais il ajoute que, pour d'autres auteurs, cette substance serait de l'albumine devenue insoluble, parce qu'elle contient une grande quantité de chlorure de sodium.

Hoppe-Seyler (2) a trouvé des matières albuminoïdes et parfois de la paralbumine dans le contenu du goître kystique.

Virchow regarde la matière colloïde comme une modification particulière, gélatineuse de l'albumine.

W. Krause (3) a signalé, à la suite de la dégénérescence colloïde, la présence dans les alvéoles, de cristaux octaédriques formés de chlorure de sodium ou d'oxalate de chaux. Daake (4) a observé, dans les mêmes circonstances, des cristaux

(1) Kuhne. loc. cit. s. 415.

(2) Hoppe-Seyler. Handbuch der physiol. path. chemisch. Analyse. 1870, s. 300.

(3) W. Krause in Kühne's Lehrbuch, loc. cit.

(4) Daake, Zeitsch. für rat. Med., 1865. Bd. XXIII, s. 3.

d'oxalate de chaux, tantôt sous la forme d'octaèdres simples, tantôt sous celle de prismes droits, quadrangulaires, terminés par des octraèdres.

Il existe encore aujourd'hui plusieurs opinions sur l'origine et le mode de formation de la matière colloïde. D'après l'opinion la plus ancienne, on admettait que cette substance était due à une exsudation dans l'intérieur des alvéoles. Cette hypothèse a été encore défendue, il y a un certain nombre d'années, par Wedl (1) et par Bruch (2).

L'opinion la plus généralement répandue veut que les cellules elles-mêmes subissent une transformation colloïde : les masses, provenant des cellules métamorphosées, s'accumuleraient ensuite au centre de la cavité pour former un amas de matière colloïde. Cette opinion a de nombreux représentants, tels que Frerichs (3), Ecker (4), Rokitansky (5), Förster (6), Eulenberg (7), Frey (8), MM. Cornil et Ranvier, etc.

(1) Wedl. Grundzüge der path. Histologie, 1854, cité par Virchow.

(2) Bruch. Zeitsch. für rat. Med. 1847. Bd. VIII, s. 106.

(3) Frerichs. Ueber Gallert und Colloïdgeschwülste, 1847, cité par Virchow.

(4) Ecker. Zeitsch. für rat. Med., 1847. Bd. VIII, s. 154 und Wagner's Handwörterbuch d. Physiologie. Art. Schilddrüse, 1853. Bd. IV, s. 107.

(5) Rokitansky. Lehrbuch der path. Anatomie, 1855, Bd. I s. 114.

(6) Förster. Handbuch der spec. path. Anatomie, 1863, s. 837

(7) Eulenberg. Archiv d. Vereins, etc., cité par Virchow.

(8) Frey, loc. cit

Virchow rejette l'hypothèse d'après laquelle la matière colloïde est considérée comme le produit d'une exsudation, ainsi que celle d'après laquelle elle serait due à la transformation et à la destruction d'un certain nombre de cellules. Il admet qu'il se forme, dans les cellules, une matière albumineuse : cette matière devient libre, tantôt parce que les cellules se détruisent, tantôt parce qu'elle se sépare de celles-ci, au contact des alcalins et des sels, pour produire alors des granulations gélatineuses (colloïdes), dans l'intérieur des cavités thyroïdiennes.

Je crois pouvoir dire, avec Virchow, que la matière colloïde se forme, dans certaines circonstances, sans que les cellules soient détruites. J'ai vu souvent, en effet, des alvéoles thyroïdiennes, offrant de grandes masses de matière colloïde, dans lesquelles on pouvait cependant encore reconnaître le revêtement épithélial parfaitement intact.

L'accumulation de la matière colloïde peut dépasser les limites de l'état physiologique. Le corps thyroïde augmente alors de volume; les alvéoles se distendent et certains d'entr'eux, devenant plus volumineux, refoulent leurs voisins vers la périphérie. Ceux-ci finissent par s'atrophier complètement. L'altération aboutit ainsi à la forme colloïde du goître. C'est cette variété de transformation du corps thyroïde, que Hasse a désignée sous le nom de dégénérescence mélicérique, et Virchow sous celui de goître gélatineux (struma gelatinosa).

§ 4. — *Canaux ou sinus lymphatiques.*

Après avoir décrit le tissu propre du corps thyroïde, je pourrais, comme on le fait habituellement, continuer par l'étude des vaisseaux sanguins. Mais le système lymphatique de cet organe prend un développement tel qu'il me paraît en former une des parties constituantes les plus considérables. C'est pour cette raison que j'en fais la description, avant de montrer la disposition des vaisseaux sanguins.

La notion de l'existence des lymphatiques dans le corps thyroïde ne remonte pas très-loin. Pendant longtemps, les auteurs se sont contentés d'indiquer les ganglions auxquels se rendent les vaisseaux lymphatiques qui proviennent de cet organe. M. Sappey (1), qui se servait de mercure pour ses injections, a fait remarquer que les vaisseaux lymphatiques du corps thyroïde sont très-difficiles à injecter. Il émet l'opinion que très-probablement ils ont pour origine les parois des vésicules.

Frey (2), dans un travail publié en 1863, a poursuivi beaucoup plus loin l'étude des vaisseaux lymphatiques, dans l'intérieur du corps thyroïde. Par des injections, faites chez l'homme

(1) Ph. Sappey. Traité d'anatomie descriptive, 1857, t. III, p. 453.

2) H. Frey. Vierteljahrsch. d. naturforsch. Gesellsch. in Zürich, 1863. Bd. VIII, s. 320.

et chez plusieurs animaux, il a montré que les lymphatiques de cet organe offrent un développement plus considérable qu'on ne l'avait soupçonné jusqu'alors. Pour cet observateur, leur disposition est la suivante : au voisinage des vésicules glandulaires, les lymphatiques commencent par des extrémités terminées en cul-de-sac. Ces racines lymphatiques, grêles et peu nombreuses, s'unissent les unes aux autres pour former autour des lobules des anneaux complets ou des anses : de là partent des conduits qui vont constituer un deuxième réseau autour des lobes secondaires de l'organe. Celui-ci communique avec un réseau lymphatique placé à la face profonde de l'enveloppe du corps thyroïde. C'est ce dernier qui fournit les troncs lymphatiques noueux, d'assez gros calibre, qui recouvrent l'enveloppe de l'organe.

On peut se faire une idée de la manière dont Frey comprend la disposition des vaisseaux lymphatiques du corps thyroïde, en se reportant à la figure qu'il en a donnée dans son Traité d'histologie (1). D'après Frey, les vaisseaux lymphatiques, même les plus volumineux, c'est-à-dire ceux du réseau de la couche profonde de l'enveloppe, ne possèdent plus de paroi propre. Ils sont simplement creusés dans le tissu conjonctif de l'organe. Cependant, d'après le même

(1) Frey. Traité d'histologie et d'histochimie. Traduit par P. Spillmann et annoté par L. Ranvier, 1871, p. 433 et 535.

auteur, leur capacité est encore très-considérable, quoique variable.

J'ai étudié les vaisseaux lymphatiques sur des corps thyroïdes d'enfants, de chiens et de lapins adultes. En examinant des coupes faites sur des pièces durcies dans l'acide osmique à 1/100 et colorées ensuite au picro-carminate d'ammoniaque, j'ai déjà pu me faire une idée assez exacte des vaisseaux lymphatiques. Sur des préparations semblables, autour des cavités et séparées d'elles par les travées de tissu conjonctif, on aperçoit des fentes plus ou moins marquées : tantôt ce ne sont que de simples fissures, tantôt elles forment de véritables lacunes. Ces fentes paraissent communiquer les unes avec les autres, bien qu'il soit difficile de voir les points de réunion. Elles représentent les espaces lymphatiques que je vais décrire (fig. 2).

Mais, pour avoir une idée plus complète des vaisseaux lymphatiques du corps thyroïde, il faut employer la méthode des injections interstitielles. Je me suis servi de diverses matières à injection qui m'ont donné des résultats variables. J'ai d'abord injecté du bleu de Prusse liquide, au moyen d'une seringue de Pravaz, en ponctionnant l'organe : puis la pièce était placée dans l'alcool qui fixe la matière colorante. Par des coupes faites dans différentes directions, on voit que la matière bleue se répand dans tout le corps thyroïde, dans les interstices du tissu conjonctif qui sépare les groupes d'alvéoles et les alvéoles eux-mêmes. Une méthode préférable est celle de l'injection de gélatine, avec une matière colorante comme le carmin ou le bleu de Prusse liquide.

Mais de toutes les méthodes, la meilleure, sans contredit, est l'injection dans le corps thyroïde de gélatine au nitrate d'argent. C'est une méthode dont se sont déjà servis Chrzonczczewsky pour l'étude des capillaires et M. Ranvier pour celle des cellules du tissu conjonctif. Pour obtenir de bons résultats, au moyen de l'injection des lymphatiques par cette méthode, il ne faut pas employer des corps thyroïdes provenant d'autopsies faites vingt-quatre heures après la mort, car, à ce moment, les épithéliums et les endothéliums ont disparu en grande partie. Je me suis servi, dans mes injections, du corps thyroïde du chien. L'injection était faite immédiatement après la mort de l'animal.

Pour faire une injection par cette méthode, il faut opérer de la manière suivante : Après avoir bien lavé la gélatine, à plusieurs reprises, dans de l'eau distillée, on la fond au bain-marie. La température ne doit guère dépasser 40°. On fait ensuite un mélange de deux parties de gélatine fondue et d'une partie de solution de nitrate d'argent à 1/100. Le mélange étant introduit dans la seringue de Pravaz, on ponctionne le corps thyroïde avec la canule et on injecte lentement. Lorsqu'on injecte trop brusquement ce mélange, la gélatine s'accumule sur certains points, amène une distension énorme des cavités dans lesquelles elle pénètre, et exerce une compression trop considérable des parties voisines. Pour que la gélatine reste liquide, il faut maintenir le mélange à une température convenable : pour cela, pendant tout le temps que dure l'injection, on doit avoir soin de verser constamment de l'eau chaude, à la fois sur la seringue et sur l'organe qu'on injecte.

L'injection terminée, *le corps thyroïde a doublé et même triplé de volume*. La gélatine, en se refroidissant, lui donne une consistance suffisante pour qu'on puisse y pratiquer des coupes qu'on conserve dans la glycérine pure ou dans la glycérine acidifiée. Si on expose ces coupes à la lumière pendant un temps convenable, la gélatine prend une couleur jaune de miel, qui devient de plus en plus foncée. Le temps, pendant lequel elles doivent rester exposées à la lumière, varie avec l'intensité de celle-ci et avec les résultats que l'on veut obtenir.

Si l'on examine des coupes semblables, faites dans différents sens, on se rend facilement compte des espaces qu'occupe la gélatine. Les cavités plus ou moins volumineuses qu'elle distend forment un réseau caverneux irrégulier. Sur une coupe transversale, on distingue des espaces arrondis ou irréguliers, remplis d'une masse jaune plus ou moins foncée. Quelques-uns de ces espaces atteignent un volume considérable : il y en a qui ont de 1/2 à 1 millimètre de diamètre transversal. On en trouve qui ont une forme circulaire ou ovalaire, d'autres qui sont plus allongées ou qui présentent l'aspect de la section longitudinale d'un cylindre terminé par deux extrémités arrondies. Les formes circulaires ou ovalaires, c'est-à-dire les sections transversales ou obliques des canaux sont les plus nombreuses.

Quelle que soit la direction suivant laquelle la coupe a été faite, on retrouve de longues traînées vermiformes de gélatine colorée en jaune, dont les ramifications s'unissent entre elles et sont contenues dans un vaste système de canaux ou de sinus.

Sur un grand nombre de points, la gélatine est resserrée et comme étranglée par des travées placées dans des plans différents. Leur forme, leur aspect et leur volume offrent de très-grandes variétés. Les unes sont larges et épaisses : d'autres, au contraire, se présentent sous la forme d'un ruban aplati ou d'un filament mince qui réunit les parois du canal; leur longueur est très-variable. Elles apparaissent comme des brides destinées à délimiter le point, jusqu'où peut aller la distension de la cavité, car on remarque que si cette distension est portée plus loin, la bride se rompt ou se détache à l'une de ses extrémités. Ces brides n'ont pas le même diamètre à leur centre et à leur deux extrémités : celles-ci sont plus larges que le centre. Les bords des plus volumineuses d'entre elles limitent le plus souvent des cavités secondaires remplies de gélatine, ce qui leur donne une forme toute spéciale qu'on ne saurait mieux comparer qu'à celle d'un sablier très-allongé, enchâssé dans la masse gélatineuse et adhérent par ses deux extrémités.

Les travées plus larges et plus épaisses que les précédentes peuvent être, comme elles, de simples brides tendues entre les parois d'un canal : le plus souvent, elles présentent d'autres dispositions. La gélatine, en distendant les canaux, est obligée, pour se faire place, de comprimer toutes les parties qui sont situées en dehors des cavités dans lesquelles elle fait irruption. Il se passe alors un phénomène inverse de ce qui existe normalement dans l'organe. La matière colloïde, remplissant, chez l'adulte, les alvéoles du corps thyroïde, exerce une compression considérable sur les canaux dont je m'occupe : aussi ces derniers sont-ils à peine distincts, et sur une coupe, ils ont l'aspect d'une fente étroite ou se confondent avec le tissu conjonctif des travées. Lorsque la gélatine y pénètre, elle comprime à son tour les alvéoles et leur contenu. Aussi voit-on souvent ces derniers n'être plus représentés que par des travées placées au milieu de la masse gélatineuse. On voit aussi parfois un vaisseau occuper le centre de certaines travées d'un volume moyen. On le perd habituellement de vue aux deux extrémités. La longueur des travées qui unissent les parois de ces canaux ou sinus est trop variable pour qu'elle puisse être soumise à la mensuration. Il n'en est pas de même de la largeur; celle-ci varie, vers le milieu de la travée, de 68 à 40, à 20 et à 16μ.

Endothélium. Recklinghausen a montré que les lymphatiques, en général, sont caractérisés par la présence d'un endothélium formant une couche continue sur la paroi de ces vaisseaux. Il ne s'agissait donc pas seulement de faire voir qu'il y a dans le corps thyroïde, en dehors des cavités alvéolaires, un autre système de cavités ou de sinus communiquant largement les uns avec les autres et formant ainsi, dans l'organe, un vaste réseau caverneux : il fallait démontrer, par la présence de l'endothélium, que ces cavi tés font partie du système lymphatique. J'ai pu arriver à cette démonstration par l'étude des mêmes préparations, faites sur des pièces injectées avec un mélange de gélatine et de nitrate d'argent.

En effet, si, après les avoir exposées pendant un certain temps à une lumière convenable, on les examine à plusieurs reprises, on voit se développer peu à peu des lignes noires très-nettes qui s'étendent, en serpentant, sur les parois des cavités remplies de gélatine. Ces lignes s'unissent les unes aux autres et limitent des espaces à contours irréguliers qu'on ne saurait mieux comparer qu'aux bords des diverses pièces d'un jeu de patience. Ces espaces représentent des cellules qui offrent des prolongements arrondis, enclavés dans les angles rentrants des cellules voisines, et réciproquement. On sait que cette particularité est spéciale à l'endothélium des vaisseaux lymphatiques et qu'elle sert à le distinguer des autres endothéliums. (Fig. 3.) Les dimensions des cellules sont à peu près partout les mêmes. Leur plus grande dimension varie de 40 à 50 μ, tandis que leur plus petite n'a que 20 à 30 μ.

La couche endothéliale tapisse non-seulement la charpente trabéculaire de tissu conjonctif qui forme les parois des sinus lymphatiques, mais elle recouvre aussi toutes les travées et les brides que renferment ces cavités, quelle que soit leur forme et leurs dimensions. Ainsi, sur des brides qui ont à peine 10 à 20 μ de diamètre transversal, elles forment une couche continue qu'on reconnaît aux lignes noires du dépôt d'argent qui les parcourent; mais partout les cellules endothéliales conservent leur forme caractéristique.

Je reviens, à présent, sur les rapports de ces sinus lymphatiques avec les cavités alvéolaires du corps thyroïde. J'ai déjà montré que la paroi des cavités thyroïdiennes et la paroi endothéliale des lymphatiques sont directement en contact sur un grand nombre de points. Dans les préparations, sur lesquelles on voit à la fois l'imprégnation de l'endothélium des vaisseaux lymphatiques et celle de l'épithélium des cavités, on observe cet accolement d'une manière remarquable. On peut suivre la couche endothéliale jusqu'au-delà de la cavité avec laquelle elle est en contact; on voit qu'elle se continue avec la couche qui tapisse les sinus lymphatiques (fig. 1, c). Les deux parois sont séparées, sur certains points, par les trabécules de tissu conjonctif qui forment la charpente du corps thyroïde et par des capillaires sanguins qui serpentent entre elles.

M. Debove (1) a décrit dernièrement une couche de cellules endothéliales sous l'épithélium des muqueuses (intestin, vessie, bronches) et sous celui de certaines glandes. D'après ce que je viens de dire, on retrouve quelque chose d'analogue dans le corps thyroïde; on a, en effet, un épithélium reposant sur un endothélium, mais il est à remarquer qu'ici l'endothélium sous-épithélial fait partie d'un sinus lymphatique.

En résumé, je crois que les vaisseaux lymphatiques du corps thyroïde constituent un vaste réseau caverneux, contenu dans le stroma de tissu conjonctif qui sert de charpente à cet organe. Ce réseau est formé par des sinus lymphatiques, communiquant largement les uns avec les autres. C'est dans ses mailles que se trouvent les cavités thyroïdiennes dont les parois sont accolées, sur un grand nombre de points, à celles des lymphatiques.

— M. Sappey dit, d'une manière générale, que les lymphatiques du corps thyroïde se rendent,

(1) Debove. Compte-rendu de l'Acad. des sciences. Déc. 1872.

les supérieurs, dans les ganglions situés au-devant du larynx, les autres, dans les ganglions placés au-dessus de la fourchette sternale. Legendre a trouvé un ganglion, parfois deux, accolés au bord externe des lobes et vers l'angle inférieur du corps thyroïde. J'ai eu, assez souvent, chez les enfants, l'occasion de voir ces ganglions, en particulier l'un d'eux qui est presque constant et qui siége vers la partie inférieure du bord externe du lobe droit.

Pour étudier les connexions des vaisseaux lymphatiques avec les ganglions, j'ai fait, chez les enfants, des injections de bleu de Prusse. L'appareil employé était le suivant : un entonnoir, à l'extrémité duquel est adapté un tube en caoutchouc de 1m,50 de long, fixé lui-même à une canule de seringue de Pravaz. Cet appareil était rempli de bleu filtré préalablement. J'introduisais ensuite la canule dans l'un des lobes, par une petite incision faite à la peau, puis j'élevais lentement l'entonnoir au moyen d'une poulie fixée au plafond, jusqu'à ce que la pression fût suffisante. Cette méthode, donnant une pression qui augmente graduellement, est préférable à l'injection avec la seringue, parce qu'on n'a pas à craindre les déchirures qu'amène une pression brusque.

La surface du corps thyroïde est recouverte de troncs lymphatiques formant un réseau à mailles assez fines. Du bord supérieur de l'isthme partent, de chaque côté de la ligne médiane, un à deux vaisseaux qui vont se rendre à un petit ganglion situé en avant ou au-dessus du muscle crico-thyroïdien.

Du sommet des lobes, sortent plusieurs lymphatiques (quelquefois six) qui s'en vont, les uns, vers un ganglion situé entre la carotide et la veine jugulaire interne, au niveau de l'angle supérieur du cartilage thyroïde, les autres, vers la paroi latérale et postérieure du pharynx. Quelquefois, il y en a qui accompagent l'artère thyroïdienne supérieure pour se rendre à un ganglion placé derrière le sterno-mastoïdien. On trouve habituellement un paquet de vaisseaux (j'en ai vu jusqu'à sept) qui, partant de l'extrémité inférieure de chaque lobe, aboutissent à plusieurs petits ganglions situés au-devant de la trachée et au-dessous du thymus : ces ganglions s'injectent assez facilement, mais je n'ai jamais pu arriver, même en prolongeant l'expérience, à pousser l'injection jusque dans le thymus.

Cette distribution des vaisseaux lymphatiques est assez variable et on trouve des différences à chaque injection.

§ 5. — *Vaisseaux sanguins.*

Le corps thyroïde est traversé par une masse considérable de sang, car les artères qui y aboutissent et les veines qui en sortent sont très-volumineuses, relativement à la grandeur de l'organe. Leurs branches terminales forment un réseau capillaire très-développé, dont les mailles constituent comme un filet autour des alvéoles.

Legendre a signalé une disposition spéciale des veines. D'après lui, après avoir rampé dans le stroma, les veines se terminent brusquement, en donnant naissance à quatre ou cinq branches ; celles-ci, naissant d'un même point, divergent comme les rayons d'une étoile et leurs terminaisons enveloppent les cavités alvéolaires.

Pour étudier la disposition du réseau vasculaire, j'ai injecté, chez le chien, les vaisseaux par les artères, avec un mélange de gélatine et de bleu de Prusse, puis j'ai fait une injection interstitielle de l'organe, avec de la gélatine colorée au carmin et additionnée d'une petite quantité de solution de nitrate d'argent. Je colorais ensuite quelques-unes de mes préparations avec le picro-carminate d'ammoniaque. J'ai observé ainsi, qu'il existe, dans le corps thyroïde, une disposition des vaisseaux, analogue à celles qui a été décrite pour les ganglions lymphatiques et pour les organes dans lesquels les sinus lymphatiques sont très-développés. Les vaisseaux sont placés, comme les cavités thyroïdiennes, dans les interstices que laissent les canaux lymphatiques. Tantôt on les voit entourés de tous côtés par ces lymphatiques, tantôt ils se frayent une voie dans l'épaisseur des travées de la charpente. (Fig. 14,)

§ 6. — *Nerfs.*

Le corps thyroïde reçoit des filets nerveux du pneumo-gastrique et du sympathique. Berres a vu quelques rameaux provenant de la branche descendante de l'hypoglosse. Legendre a suivi un certain nombre de filets du récurrent et du laryngé externe se rendant à cet organe. Les branches du sympathique sont accolées aux gros vaisseaux. H. Jones (1) veut avoir vu des filets de ce nerf arrivant au voisinage des alvéoles et formant des plexus.

En résumé, je crois que l'on peut aujourd'hui considérer le corps thyroïde comme constitué par un stroma de tissu conjonctif, dont les trabécules parcourent l'organe dans tous les sens. J'ai fait voir que cette charpente soutient un vaste réseau caverneux lymphatique dont les sinus communiquent largement les uns avec les autres et sont partout revêtus de l'endothélium caractéristique. Dans les aréoles laissées libres par ce système, se trouvent placées les cavités thyroïdiennes qui me paraissent toutes communiquer les unes avec les autres. Ces cavités sont constituées par une membrane formée d'une couche unique d'épithélium polygonal et adossée directement, sur un grand nombre de

(1) H. Jones. Thyroïd Gland in cycloped. of Anat., 1850, liv. 39, cité par Legendre.

points, à la paroi endothéliale des canaux lymphatiques.

J'ai montré aussi que les vaisseaux se frayent une voie, soit dans l'épaisseur des trabécules de tissu conjonctif, soit à travers les cavités lymphatiques elles-mêmes.

Dans l'état actuel de la science, il me paraît impossible de déterminer la nature des fonctions du corps thyroïde, mais je crois, d'après l'étude que je viens d'en faire, qu'on doit le rapprocher du groupe des organes lymphoïdes.

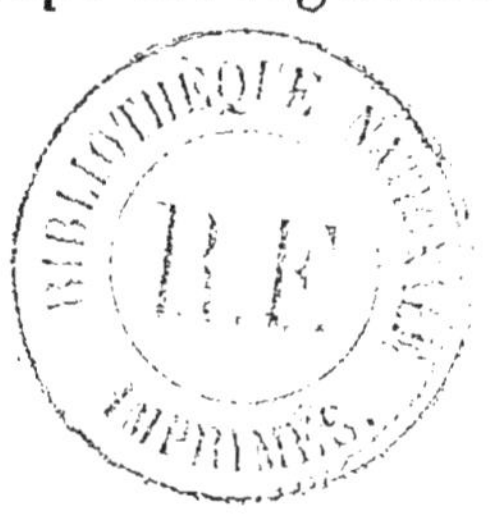

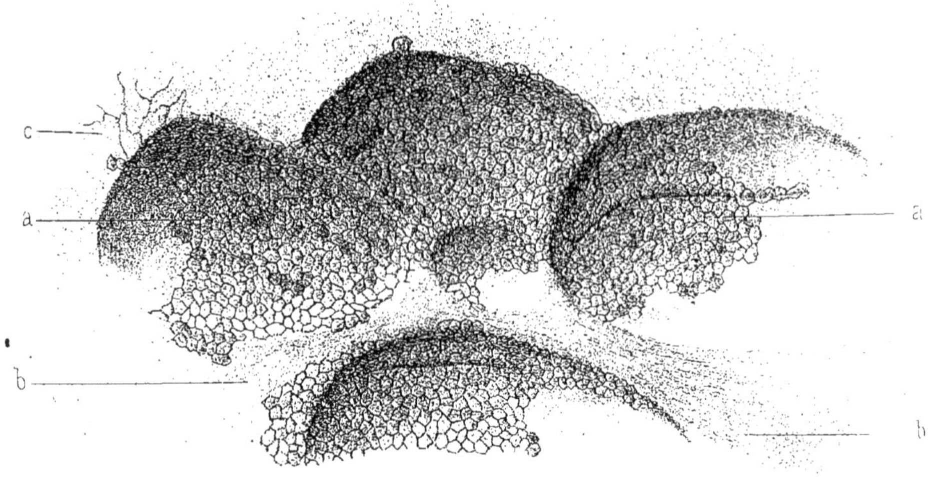

Fig. 2

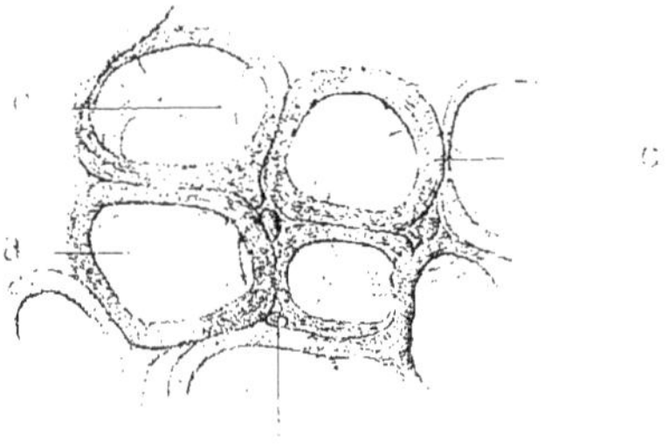

Fig. 3

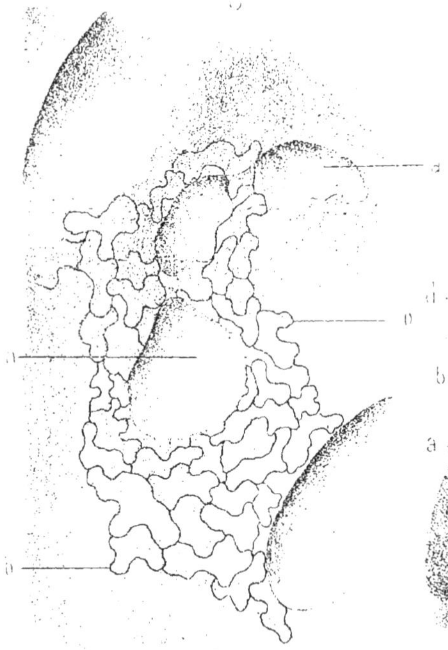

Fig. 4

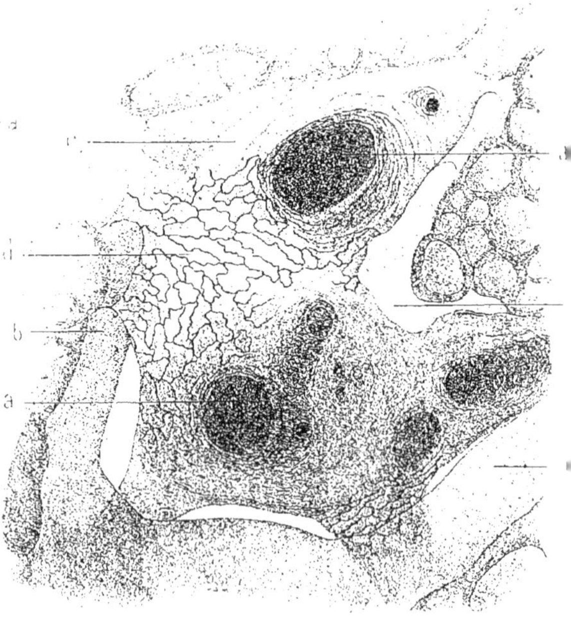

F. Renaudot del. et lith.

Imp. Lemercier et Cie Paris

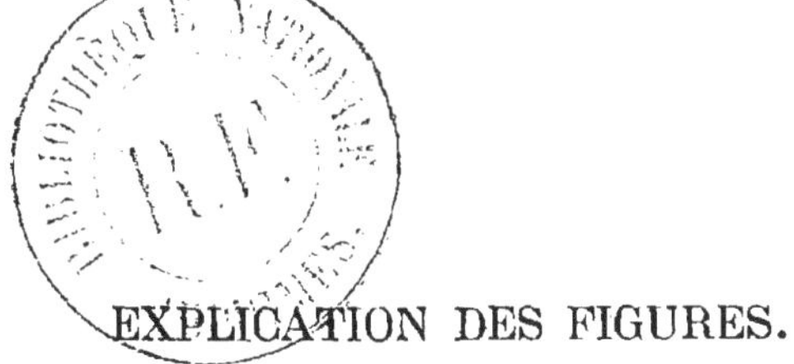

EXPLICATION DES FIGURES.

Fig. I. — Oc. I, obj. 6. Vérick. Préparation faite après une injection de gélatine argentée dans le corps thyroïde du chien.

a. Epithélium des cavités thyroïdiennes imprégné par le nitrate d'argent.

b. Trabécules de la charpente.

c. Endothélium lymphatique venant s'adosser à la cavité thyroïdienne.

Fig. II. — Oc. I, obj. 6. V. Coupe après durcissement dans l'acide osmique à 1/100. Corps thyroïde d'un jeune chien de 12 jours.

a. Cavité thyroïdienne.

b. Interstices représentant les cavités lymphatiques.

c. Trabécules de la charpente.

Fig. III. — Oc. II, obj. 6. V. Injection de gélatine au nitrate d'argent, dans le corps thyroïde d'un chien adulte.

a. Cavités remplies de gélatine au nitrate d'argent.

b. Endothélium recouvrant la paroi d'une cavité lymphathique (imprégnation due au nitrate d'argent).

Fig. IV. — Oc. III, obj. 2. V. Corps thyroïde du chien adulte. Injection dans les vaisseaux sanguins de gélatine colorée par le bleu de Prusse. Injection interstitielle de gélatine colorée par le carmin.

a. Section d'artère remplie de gélatine bleue.

b. Gélatine colorée en rouge et remplissant les cavités lymphatiques.

c. Cavités lymphatiques.

d. Endothélium lymphatique.

e. Cavités thyroïdiennes.

TABLE DES MATIÈRES.

Paris. A. Parent, imprimeur de la Faculté de Médecine, rue Mr-le-Prince, 31.

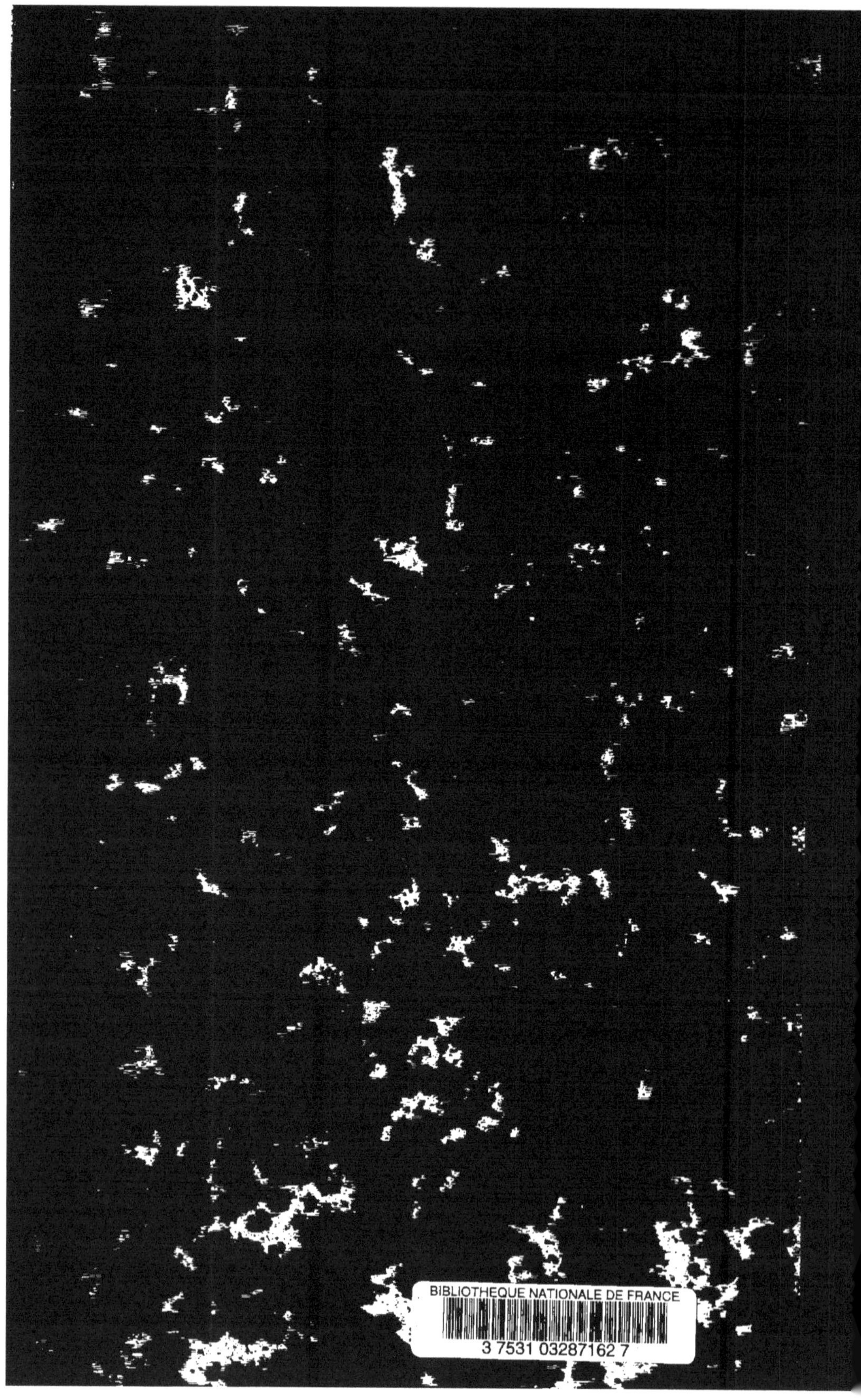

www.ingramcontent.com/pod-product-compliance
Ingram Content Group UK Ltd.
Pitfield, Milton Keynes, MK11 3LW, UK
UKHW020350250726
13967UKWH00005B/2213

9 782012 968073